LE

MÉDICAMENT

PAR

G. LE THIÈRE

DOCTEUR EN MÉDECINE DE L'UNIVERSITÉ DE GIESSEN
MÉDECIN ET MAITRE EN PHARMACIE DES ÉCOLES DE PARIS
CHEVALIER DE LA LÉGION D'HONNEUR
CHEVALIER DE SAINT-GRÉGOIRE-LE-GRAND

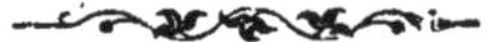

PARIS

J.-B. BAILLIÈRE ET FILS

LIBRAIRES DE L'ACADÉMIE NATIONALE DE MÉDECINE
Rue Hautefeuille, 19, près le boulevard Saint-Germain

| Londres | | Madrid |
| HIPPOLYTE BAILLIÈRE | | C. BAILLY-BAILLIÈRE |

1878

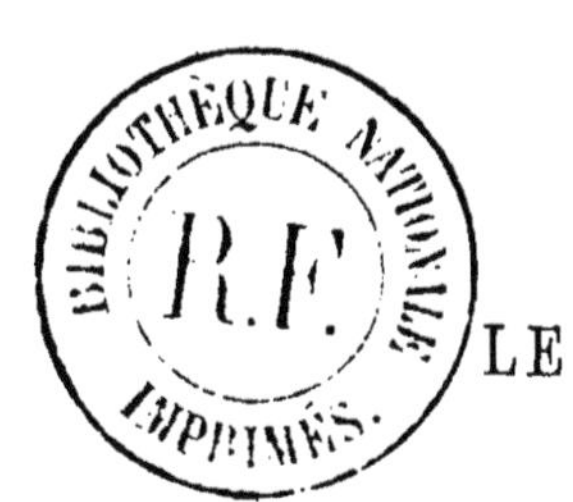

LE

MÉDICAMENT

Ouvrages du même auteur

———

Communications cliniques principalement sur l'emploi thérapeutique du *saccharure d'huile de foie de morue*; 1861.

Conseils pour prévenir les attaques d'apoplexie; 1862.

Effet du moral sur les malades.

Du dynanisme médicamenteux, et moyen d'augmenter cette puissance.

Eaux de Torreta, près Monte-Catini (Toscane). Légende; 1867.

Études médicales.

Premiers secours contre le choléra et la grippe; contre les empoisonnements et autres accidents.

Effets physiologiques et thérapeutiques de quelques médicaments.

Notes sur les eaux sulfureuses de Bagnères de Luchon; 1869.

Paris. — Typ. A. PARENT, rue Mr-le-Prince, 31.

LE
MÉDICAMENT

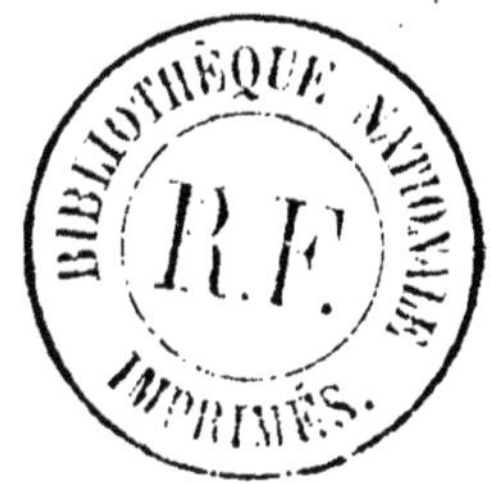

PAR

G. LE THIÈRE

DOCTEUR EN MÉDECINE DE L'UNIVERSITÉ DE GIESSEN
MÉDECIN ET MAITRE EN PHARMACIE DES ÉCOLES DE PARIS
CHEVALIER DE LA LÉGION D'HONNEUR
CHEVALIER DE SAINT-GRÉGOIRE-LE-GRAND

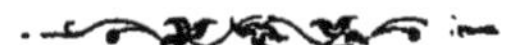

PARIS

J.-B. BAILLIÈRE ET FILS

LIBRAIRES DE L'ACADÉMIE NATIONALE DE MÉDECINE

Rue Hautefeuille, 19, près le boulevard Saint-Germain

Londres		Madrid
HIPPOLYTE BAILLIÈRE		C. BAILLY-BAILLIÈRE

1878

Enfin la France s'est décidée à donner à l'homœopathie ses lettres de grande naturalisation.

Un décret du 13 juillet 1878 la reconnaît comme
étant d'utilité publique, décret du Président de la
république, rendu sur la proposition du ministre
de l'intérieur, après avis du Conseil d'État.

C'est là un acte de haute justice, bien tardive il
est vrai, et qu'on devait à une doctrine qui, depuis
près d'un siècle, a fait ses preuves, et dont les mai-
sons de secours, répandues dans toutes les parties
du monde, rendent de si grands services.

La divulgation de la science, par les revues et même par les journaux de tous les jours, est si générale, l'emploi, sans le secours du médecin, des médicaments recommandés est tellement dans nos usages, qu'il peut être utile de dire ce qu'est un médicament.

Cependant nous n'entrerons pas trop avant dans l'intérieur du laboratoire, où le médecin de conscience et de conviction travaille dans le silence du recueillement; les minuties opératoires pourraient paraître fastidieuses. Nous donnerons seulement quelques explications sommaires qui seront lues avec intérêt, nous l'espérons, par les personnes qui désirent connaître LE MÉDICAMENT.

LE MEDICAMENT

Le médicament est, dit-on, un agent destiné à modifier les fonctions organiques en dehors de toute action nutritive.

Ce n'est pas toujours vrai. Le lait est un aliment, et cette nourriture par excellence enraye, quelquefois, le cancer de l'estomac et guérit souvent les gastrites ; il est aussi un des meilleurs remèdes contre l'albuminurie et un des bons médicaments contre plusieurs poisons;

Les œufs sont un aliment ; le blanc de l'œuf, battu dans de l'eau, est très-puissant contre la diarrhée, il est aussi un excellent antidote ;

Le sel de cuisine, cet indispensable condiment de toute nourriture pour en faciliter l'assimilation, est aussi un aliment puissant pour certains animaux qui le recherchent avec avidité.

La pathogénésie du sel, c'est-à-dire son étude physiologique, nous indique ce médicament contre le coryza chronique avec ulcération de la muqueuse et nécrose de l'os, contre la fièvre nerveuse avec débilité générale. Le sel est aussi pour les animaux un médicament au moyen duquel on pourrait probablement leur éviter des maladies infectieuses si préjudiciables. Aussi toute ferme devrait-elle en être approvisionnée; mais c'est à peine si dans quelques-unes on trouve un morceau de sel gemme, que les malheureuses bêtes, poussées par leur admirable instinct, vont lécher de temps en temps.

Les eaux minérales d'Uriage, de la Bourboule, de Salies, de Salins, la mer, principalement au Croisic, prouvent la valeur médicamenteuse de notre sel de cuisine contre les affections scrofuleuses, sinon contre cette terrible diathèse qui défie tout traitement. Et, jusqu'à présent la médecine n'a rien trouvé de mieux pour les jeunes et délicates natures lymphatiques que la vie active au grand air de la campagne, des bois et de a mer.

Pour nous le médicament est un agent dont on peut tirer une puissance médicatrice. — C'est une substance qui produit une maladie sur un organisme sain, et qui, par conséquent, peut rendre à la santé un organisme malade.

La valeur virtuelle du médicament doit donc se dégager, afin que sa propriété puisse agir sur la force vitale en souffrance et y appeler une réaction. Toute substance étant composée de matière et de force active qui lui appartient; dégager cette force spéciale, qui se trouve aussi bien dans la molécule élémentaire que dans la masse, *c'est faire un médicament.*

Hahnemann nous a démontré qu'en divisant la matière par des triturations plus ou moins prolongées, on rendait soluble toute substance, et on en développait, *à l'infini*, la puissance. Le frottement, dit-il, exerce une influence si puissante, que non-seulement il développe les forces physiques internes des corps de la nature, comme le calorique, l'odeur... mais encore, ce qu'on avait ignoré jusqu'à présent, qu'il exalte, à un point étonnant, la puissance médicinale des substances naturelles.

Par cette manipulation, la *silice*, l'*or*, le *platine*, le *soufre*, le *carbonate de chaux* (écaille d'huître), dont les propriétés sont latentes, acquièrent une action médicamenteuse ou pathologique qui agit sur le dynamisme vital et le modifie, comme toute maladie modifie, momentanément, l'organisme vivant :

Tel est le médicament.

ÉTUDE DU MÉDICAMENT.

Pour qu'un médicament soit utilisé dans la thérapeutique, il faut le connaître tout autrement que dans l'école, où on nous dit : l'*aloès*, la *rhubarbe*, le *séné*, la *casse* purgent, donc ce sont des purgatifs. L'*émétique* et l'*ipécacuanha* font vomir, donc ce sont des vomitifs.

Hahnemann parle autrement. Il nous dit que tout médicament produit une maladie sur l'organisme vivant ; que, pour connaître cette maladie, il faut que le médicament soit expérimenté, non pas dans un laboratoire de chimie, ni sur des animaux, mais sur l'être humain, à l'état de santé ; et voici les règles que ce grand thérapeutiste impose :

1° Essayer les substances naturelles, séparément les unes des autres, sur des sujets sains, à tous les âges et sur les deux sexes ;

2° Les employer à doses modérées et les continuer jusqu'aux effets ;

3° Noter les changements qui en résultent dans 'état physique et dans l'état moral.

Il faut donc que les sujets, soumis à l'expérience, soient dans des conditions telles que la substance, expérimentée sur eux, puisse déployer toute sa sphère d'action ; que le médecin soit à même de saisir l'ordre de développement des phénomènes; qu'il puisse distinguer les effets *primitifs* des effets *secondaires* et tenir compte des conditions, qui, ajoutées aux symptômes observés, diminuent ou aggravent la valeur de leur intensité. Ces conditions sont l'individualité, les habitudes, la profession et la constitution de chaque sujet.

Telle est l'*expérimentation pure* de Hahnemann ; aussi sa matière médicale est-elle un monument impérissable. Et, à près d'un siècle de sa publication, soumise à l'épreuve de nouvelles expériences par une société de médecins de Vienne (Autriche) et bon nombre d'autres, elle est reconnue d'une complète exactitude.

Hippocrate, le premier médecin homœopathe du monde, dit le D*r* Imbert-Courbeyre, professeur à Clermont-Ferrant, n'a-t-il pas écrit, en effet, dans un de ses aphorismes : *vomitus vomitu curatur* Hippocrate, dis-je, avait connaissance des propriétés tétanogènes de la *bryone* qu'il préconisait dans le tétanos. A deux mille ans de distance, l'observation physiologique est venue donner raison au divin vieillard, notre maître à tous.

Il en est de même de Hahnemann. Quatre-vingts ans après sa *matière médicale*, nous voyons, tous les jours, de *nouvelles découvertes physiologiques* qui se trouvent entièrement formulées dans cette même matière médicale.

Si, dans le cas de la *bryone*, Hippocrate a agi empiriquement, Hahnemann, nous le voyons, a toujours agi, dans son *expérimentation pure*, avec méthode, seule base possible de la matière médicale et de la thérapeutique pour constituer une loi, une science. Il a exclu tout empirisme, et nous a démontré qu'il ne fallait rien attendre ni du hasard, ni de l'instinct, ni de l'imitation de ce que l'on observe chez les animaux.

D'autres médecins, avant et après Hahnemann, ont certainement donné des physiologies de médicaments ; mais aucun n'a eu cette sévère précision de méthode ; aussi aucun n'a pu avoir une influence sérieuse sur la thérapeutique.

Cl. Bernard, qui s'est occupé d'une manière si brillante de l'action des substances médicamenteuses sur des organismes vivants, bien que ce ne fût que sur des animaux a su en tirer des conséquences physiologiques d'une grande importance. Mais avant Cl. Bernard, Magendie, Serres, Flourens agissaient aussi sur des animaux, dont ils ne pouvaient obtenir que l'expression de la douleur. Or, l'action des médicaments sur l'homme et sur les animaux étant différente, ils ne purent trouver dans la substance expérimentée, les éléments de maladie qu'elle avait puissance de développer dans l'organisme humain. Il n'ont pu, ainsi, conclure de l'animal à l'homme.

APPLICATION DU MÉDICAMENT.

Les maladies varient selon l'espèce de chacune d'elles. Les médicaments, de leur côté, jouissent aussi d'une action spécifique, d'une force spéciale de *catalyse* ou action de présence, qui leur est propre, ainsi que le prouvent les effets engendrés par chacun d'eux. Aussi, faut-il suivre la maladie dans toutes ses phases, pour appliquer le médicament qui convient à chacune de ces phases.

Cela exclut de nos médicaments le spécifique. Nous n'avons pas le spécifique de la fièvre typhoïde ni celui de la fluxion de poitrine.

Mais, par leurs principaux symptômes pathogénésiques, nous savons que la *bryone*, le *rhus toxi-*

codendron, l'*arsenic*.., reproduisent une grande partie des symptômes essentiels de la fièvre ty-phoïde. Il en est de même de l'*aconit*, de la *bryone*, du *phosphore* pour la fluxion de poitrine ; de la *belladone*, du *cyanure de mercure* pour l'angine couenneuse. Et, je suis de l'avis du Dr Espanet, tout en exprimant notre reconnaissance pour les recherches sincères de nouvelles pathogénésies : une quarantaine de médicaments, bien étudiés et bien maniés, peuvent lutter contre toute maladie.

Si nous sortons de cette science pathogénésique, obtenue par l'expérimentation méthodique de la physiologie humaine, pour entrer dans l'art médical, nous verrons le médicament semblable au cheval, quelque rétif qu'il soit : un cavalier habile sait profiter de ses aptitudes et finit toujours par en faire ce qu'il veut. Le médicament, en dehors de ses effets primitifs et secondaires, a aussi des effets différents suivant ses doses et ses applications. L'art du médecin consiste à utiliser ces ressources comme le cavalier le fait de sa bête.

Ainsi une purgation peut vaincre une diarrhée persistante, une purgation peut réveiller un organisme à réaction lente ; l'*émétique*, donné en lavage, purge ; donné tout d'un coup, fait vomir, et, appliqué à forte dose sur la peau, il la rubéfie très-énergiquement et y détermine des pustules semblables aux pustules de la petite vérole. Et la pathogénésie de ce médicament nous l'indique contre les vomissemenls nerveux, contre le catarrhe des vieillards, les affections pulmonaires et trachéales aiguës, la gastrite bilieuse et la variole;

L'*arsenic*, toujours dans le domaine de l'art, l'*arsenic*, ce terrible instrument de tant de crimes, peut donner de la vigueur aux jarrets des vieux chevaux; les paysans styriens s'en servent pour se donner de l'appétit et du souffle afin de mieux gravir les montagnes; des jeunes filles en mangent pour se donner une belle carnation.

Scientifiquement, ce médicament est indiqué contre la fièvre typhoïde ataxique, la cachexie phthisique, le cancer, la diarrhée des vieillards, les épanchements séreux, le diabétisme, certaines affections de la peau et des fièvres intermittentes chroniques (1).

Il en est de même de tous les médicaments.

Nous avons dit que le médicament spécifique n'existait pas. La spécificité de certaines substances, qui paraisseut s'adresser à l'agent causal, comme les *antiputrides*, les *antiparasitaires*, les *antimiasmatiques*, n'est basée que sur des hypothèses et aucunement sur la physiologie. Mais, si nous n'admettons pas le spécifique, le médicament n'a pas moins une action spéciale sur tel ou tel organe: la *bryone* sur les bronches; la *noix vo-*

____

(1) Mémoire du Dr Gaillard, de Bruxelles, de l'Arsenicisme, présenté et discuté à l'Académie de médecine de Belgique.— *Homœopathie militante*, n° du 6 juin 1878.

mique sur l'estomac; l'*opium*, la *belladone* sur le cerveau; le *seigle*, la *pulsatille*, la *rue*, la *sépia* sur l'utérus; l'*éponge brûlée*, l'*iode* sur les glandes, la *cantharide*, la *silice* sur la vessie; l'*aconit*, le *jaborandi* sur la peau; le *soufre*, l'*orpiment*, l'*arsenic* sur l'organisme en général.

De même que la maladie, le médicament a son individualité par ses symptômes caractéristiques. Son choix doit varier suivant le malade; un médicament qui aura réussi sur un sujet peut échouer sur un autre, malgré la similitude apparente des conditions pathologiques. Aussi ne pouvons-nous adopter les classifications d'*antiphlogistiques*, de *reconstituants*, *stimulants*, *antispasmodiques* (1).

MÉDICAMENTS OU AGENTS D'ÉPARGNE.

Nous avons vu que le lait, les œufs, le sel étaient des agents médicamenteux nutritifs, et nous pouvons ajouter que le *café*, le *café au lait*, le *coca* sont des agents médicamenteux d'*épargne*.

Ils ne nourrissentpas, ils ne modifient, en aucune manière, les éléments de nos tissus, ni ceux qui circulent dans notre sang, ni la graisse, ni la fibrine, ni les os : mais ils empêchent la déperdition vitale et peuvent éloigner la faim.

. Lors de la conquête du Pérou par les Espagnols, les Péruviens connaissaient cette propriété du

(1) Léon Simon, Commentaires de l'organon, 1856.

coca; en mâchant de ses feuilles, ils pouvaient rester plusieurs jours sans manger. De même une jatte de *café au lait* permet au mineur le rude travail de la mine pendant une partie de la journée, sans qu'il souffre de la faim. Se formerait-il dans l'estomac un *tannate de lait*?

Le *tabac*, malgré tout le mal qu'il fait au fumeur, permet aussi de supporter l'abstinence et la fatigue. Pendant la guerre de 1870, nos malheureux soldats manquaient souvent de vivres : la pipe engourdissait leur estomac et le faisait patienter.

PRÉPARATION DU MÉDICAMENT.

Comment isoler de la matière la puissance médicatrice?

Hahnemann nous l'a dit : *en désagrégeant la matière le plus possible.* En la divisant, on multiplie ses surfaces d'action, et l'action est alors plus puissante et plus pénétrante.

Voici la formule laissée par le maître : triturer pendant une heure un grain (5 centigr.) de la substance médicamenteuse, minérale ou animale, dans 100 grains (5 gr,) de sucre de lait, en prenant les précautions voulues pour que tout passe également sous le pilon. Puis triturer de nouveau un grain (5 centigr.) de cette première trituration dans 100 grains de sucre de lait nouveaux, encore pendant une heure, et recommencer ainsi trente triturations successives d'une heure chacune.

Les triturations, portées à la 30ᵉ et même à la 100ᵉ et 200ᵉ pour les substances insolubles comme le *charbon de bois*, la *silice*, le *platine*, le *bismuth*, l'*or*, le *fer*..., sont conservées, pour l'usage médical, à toutes les atténuations jusqu'à la 6ᵉ, puis la 12ᵉ, la 24ᵉ, la 30ᵉ, 100ᵉ, 200ᵉ. On les administre soit en poudre, soit au moyen de globules.

Pour les végétaux, on mêle, par quantité égale, le suc de la plante ou sa partie active avec de l'alcool très-pur, et on prépare également ces médicaments au 100ᵉ — une goutte de la teinture-mère dans 100 gouttes d'alcool, — puis une goutte de celle-ci dans 100 nouvelles gouttes d'alcool. Et ainsi de suite jusqu'à la 30ᵉ atténuation. On imprime à chaque flacon 100 fortes secousses.

Ce sont nos dilutions. Nous les administrons soit en gouttes, soit en globules, également aux premières atténuations ou à la 6ᵉ, 12ᵉ, 24ᵉ, 30ᵉ. Si nous frappons 100 secousses ou si nous triturons une heure, c'est pour être sûrs de l'intimité du mélange.

Notre pharmacopée est donc composée de *poudres* et de *teintures alcooliques*. Chaque atténuation de cette poudre ou de cette teinture contient la 100ᵉ partie du principe actif de la précédente. Quant au sucre de lait et à l'alcool ils ne servent que de véhicule. Ils ne peuvent influencer le médicament que pour en développer la vertu médica-

menteuse, notamment pour les substances insolubles. Ils aident à le transmettre à l'organisme, ils modèrent les effets toxiques des poisons
pour ne leur laisser que l'action thérapeutique :
ainsi de la *strychnine*, de l'*arsenic blanc*, de l'*acide
prussique* et de tous les acides. Le globule, qui es
fait de sucre très-pur, est imprégné d'une dilution alcoolique pour faciliter l'administration du
médicament.

Atténuation veut dire ici diminution de la force
de cohésion des propriétés physiques ou chimi-
ques de la matière, mais non de ses propriétés
thérapeutiques; au contraire, il y a développement
de celles-ci, qui, mises en rapport avec les forces
organiques, permettent de modifier assez la maladie pour que la réaction curative puisse se
faire (1).

DOSES INFINITÉSIMALES.

Nos doses infinitésimales agissent, le temps l'a
prouvé ; et nous savons qu'elles guérissent plus
promptement, plus *sûrement*, plus *doucement* que les
doses matérielles, parce que, nous le répétons, nos
médicaments sont dégagés de la matière par la
division que nous leur faisons subir. La molécule
médicamenteuse matérielle, se trouvant réduite
en corpuscules atomiques, présente une surface

(1) Léon Simon, Commentaires de l'organon, 1856.

telle que la plus petite dose peut se répandre dans
la moindre fibre de l'organisme. La simplicité de
cette opération conserve le médicament dans toute
sa pureté. Elle est préférable aux manipulations
qu'on leur fait subir dans les officines, manipulations qui détruisent la substance naturelle. La
puissance de nos médicaments se décèle d'autant
mieux qu'elle est mise en contact avec un organisme vivant, et mieux encore si cet organisme est ébranlé par la maladie.

Je sais bien que par l'organe de M. le D^r Am. Latour, l'*Union médicale* (1) nous défie de retrouver les
molécules de la *bryone* à la 10° atténuation homœopathique, tandis que le spirituel rédacteur en chef
de ce journal se fait fort de retrouver les bactéries
de la pustule charbonneuse et les vibrions de l'infection purulente. M. Am. Latour ne connaît sans
doute pas les expériences de Bunzen et Kirchhoff.
Il ignore que ces savants observateurs ont trouvé, au moyen de l'électricité spectrale, la présence matérielle de la plupart de nos médicaments
jusqu'à la 18e dilution.

Il serait en vérité bien triste que, seule, la famille
si funeste des vibrions eût le privilége des infini-
ment petits pour infecter, à son aise, le règne
animal tout entier.

Le Dr Ant. Magnin dit, dans sa thèse d'agréga-
tion, soutenue à Paris, en 1878 : « *Un seul germe*

(1) 28 septembre 1878 (Causerie).

de vibrions, en se divisant et se subdivisant, peut se multiplier au point d'envahir et d'empoisonner tout le globe, mers et fleuves. Il est consolant de savoir que des molécules d'*arsenic,* d'*acide phénique,* d'*acide salicylique,* de *camphre,* ou tout simplement de *sel de cuisine,* peuvent aussi se multiplier à l'infini et enlever la vie à ces redoutables microphytes.

Oui, c'est consolant, et, n'en déplaise à l'*Union médicale,* c'est glorieux pour notre école.

La puissance des doses infinitésimales, indéniable maintenant, nous démontre donc que le médicament le plus approprié au traitement n'est pas le plus énergique ni le plus gros, mais celui qui est le mieux choisi et celui qui est donné sous la forme la plus convenable, c'est-à-dire celui qui est le plus susceptible de provoquer la réaction curative. J'ai rencontré des sujets que la maladie avait surexcités au point qu'il me fallait conseiller l'olfaction pour faire supporter le médicament et obtenir l'action désirée.

Ainsi cette action des doses infinitésimales est une vérité de fait et non de théorie.

Que dire de ces expériences authentiques et plusieurs fois répétées ? — Une goutte de sang, putréfié ou vicié par une maladie, introduite dans le tissu cellulaire d'un lapin, le tue ; une goutte de sang de ce premier lapin, introduite également dans le tissu cellulaire d'un deuxième lapin, le tue

encore ; une goutte de sang de ce deuxième lapin
en tue un troisième, et ainsi de suite jusqu'au
10me lapin, dont une goutte de sang peut tuer un
cheval.

Ce sont certes bien là les atténuations homœopathiques.

Que reste-t-il, au 10me lapin, de la goutte mère,
administrée, par une inoculation, au premier
lapin? Rien, et, cependant, le 10mo lapin meurt du
fait de cette première goutte putride, dont la dose
me paraît assez infinitésimale.

M. Davaine, s'appuyant sur ces expériences,
affirme, qu'à la 10me inoculation ou *culture*, la
virulence est plus puissante qu'à la 1re ou 2me de
ces *cultures*. C'est absolument ce qu'il advient de
nos dilutions ; la 10me a une puissance de pé-
nétration plus grande que la 1re ou la 2me.

Le chimiste M. Pasteur, dans une communica-
tion à l'Académie de médecine, séance du 30 avril
1878, dit qu'avec une goutte de la 10me *culture*,
il a encore donné le charbon à d'autres animaux.
Il a ajouté que *la goutte originelle se trouvait ainsi
diluée autant que si elle l'avait été dans un liquide
égal au volume de la terre.*

Cela ne prouve pas, comme paraît le croire le
D^r Am. Latour, que l'infection purulente serait
propagée par le vibrion, mais bien par le liquide
infectieux lui-même. D'ailleurs, des inoculations
par le liquide seul, sans aucun vibrion, ont toujours parfaitement réussi.

Nos préparations sont loin de la division microbique dont parlent le chimiste Pasteur et M. Davaine. Nous avons vu que pour obtenir notre 30me dilution alcoolique, nous n'avions besoin que de 30 fois 100 gouttes d'alcool ou 3,000 gouttes, soit : 67 grammes 50 centigrammes d'alcool. Et pour nos triturations, la 30mo est représentée par 30 fois 100 grains de sucre de lait ou 5 grammes, soit : 150 grammes de ce véhicule.

Cela n'empêche pas certains critiques de répéter spirituellement que le lac de Genève ne pourrait suffire à nos préparations.

Il est certain que si notre thérapeutique n'était basée sur une vérité pratique, l'homœopathie serait morte depuis longtemps ; tandis qu'au contraire elle se répand chaque jour davantage, plus encore à l'étranger que chez nous, où l'esprit de routine entrave souvent les progrès les plus utiles. Nous ne comptons en effet que deux hôpitaux à Paris. — En Autriche, en Angleterre, en Amérique, il y a des universités avec leurs professeurs et des hôpitaux avec leurs cliniques.

ADMINISTRATION DU MÉDICAMENT SUIVANT LA LOI DES SEMBLABLES.

Pour une bonne application du médicament il faut que la similitude entre la maladie et l'agent de guérison soit aussi complète que possible. Or, tout médicament a la puissance de désaccorder la force vitale; et ce désaccord s'exprime par des symptômes morbides. C'est la puissance patho-génésique.

Un de ces agents, une fois mis en contact avec l'organisme, tendra à développer son action. D'abord passif, sous l'action de cet agent, l'organisme en subit l'impression; c'est l'*effet primitif* ou d'*action*. Il finit par réagir contre cette impression; c'est l'*effet secondaire* ou de *réaction*.

C'est cette réaction que le médicament a mission de solliciter pour débarrasser l'organisme de la maladie. *Similia similibus curantur.*

Si l'effet primitif était le contraire des symptômes de la maladie, l'effet secondaire ou de réaction étant semblable, ses symptômes morbides calmés pour le moment reparaîtraient avec plus d'énergie qu'avant (1).

Hahnemann dit : «L'homme qui s'étant échauffé hier, en buvant du vin (effet primitif), est aujourd'hui sensible au moindre courant d'air (effet secondaire). Un bras qui est resté, longtemps, dans l'eau froide à la glace est d'abord bien plus pâle et plus froid que l'autre , (effet primitif); mais qu'on le retire de l'eau et qu'on l'essuie avec soin, il deviendra non-seulement plus chaud que l'autre, mais brûlant, rouge et enflammé (effet secondaire);

Le café fort nous stimule d'abord (effet primitif),

(1) Léon Simon, Commentaires de l'organon de Hahneman, 1859.

mais il nous laisse ensuite une pesanteur et une tendance au sommeil (effet secondaire), qui durent longtemps si nous ne les chassons pas de nouveau pour quelque temps, et d'une manière purement palliative, en prenant de rechef du café;

Après s'être procuré du sommeil, ou plutôt de l'engourdissement, à l'aide de l'opium (effet primitif), on a d'autant plus de peine à s'endormir la nuit suivante (effet secondaire); à la constipation provoquée par l'opium (effet primitif), succède la diarrhée (effet secondaire); et aux évacuations déterminées par les purgatifs (effet primitif) une constipation, un resserrement de ventre, qui durent plusieurs jours (effet secondaire).

Le D*r* Edouard Levinstein, médecin d'une maison de santé de Berlin (1), dit que le *morphisme*, l'*alcoolisme*, l'*absinthisme* ou le *hachischisme* (2), transforment complètement le caractère de l'homme. Le triste devient gai, le débile se sent fort, le timide, hardi; la surexcitation morale et physique est générale, mais, bientôt après, l'*effet secondaire* survient et une profonde dépression succède. — C'est le va-et-vient du pendule. — *Action* et *réaction*.

(1) Morphinomanie, Paris, 1878.
(2) D*r* Moreau de Tours, du Hachischisme, 1845.

CHOIX DU MÉDICAMENT

Ce sont les symptômes d'une maladie, mais les symptômes *individuels*, *spéciaux*, *essentiels*, qui nous indiquent le choix du médicament. Nous disons *individuels*, parce que deux fièvres typhoïdes ou deux fluxions de poitrine, sur deux sujets différents, diffèrent elles-mêmes, bien que les symptômes *essentiels* ou *spéciaux* se ressemblent.

Le médicament étant trouvé, à quelle atténuation faut-il avoir recours?

Nous nous sommes déjà exprimé à ce sujet. dans une brochure : *Effet du moral sur les malades,* 1862, page 10.

Cette question de posologie n'étant pas encore résolue, malgré les efforts du Congrès international homœopatique du 26 août 1878, nous restons dans nos errements de 1862, et nous administrons contre la maladie aiguë, dont l'effet est immédiat et rapide, les basses dilutions, dont les effets sont également rapides, organiques et peu profonds. Aux maladies chroniques, constitutionnelles, diathésiques, nous donnons les hautes atténuations qui agissent profondément dans l'ornisme et ont une longue durée d'action.

Il est cependant des substances insolubles qui, même dans les maladies aiguës, doivent être administrées à de hautes atténuations. J'ai porté plusieurs d'elles à la 30° trituration, telles que le *charbon*, la *silice*, le *soufre*, l'*or*, le *calcarea*, et toujours elles m'ont été utiles.

Quant à la dose, quelques globules ou plusieurs gouttes de la 30ᵉ atténuation n'agiront ni plus ni moins. A cet état de division du médicament, ce n'est plus la quantité qui peut en augmenter la puissance ou faire que l'atténuation choisie, 6ᵉ, 12ᵉ, 30ᵉ soit plus pénétrante et agisse plus dynamiquement : l'importance est dans le choix de la dilution. Au-dessus de la 6ᵉ atténuation je ne comprends plus les grosses doses. Le choix du médicament, dans ce cas, est tout. Je ne les comprends qu'en se rapprochant du médicament à l'état de matière, les teintures mères par exemple, ou les basses triturations. Il est des organismes qui ne peuvent supporter les hautes atténuations. Je l'ai observé souvent.

Nous dirons encore que nos médicaments peuvent s'administrer par toutes les surfaces d'absorption : par la peau, par les muqueuses du nez, de la bouche, de l'estomac ; au moyen d'eau distillée, par l'olfaction ou en injections ; même en applications, au moyen de sachets ; sur la peau, au moyen d'axonge ou de glycérine ; sous la peau, au moyen de la seringue Pravaz ; sur la peau encore, d'après la méthode du Dʳ Burq. — Voir son intéressant rapport sur ses expériences métallothérapiques à la Salpêtrière, répétées par le Dʳ Charcot, expériences qui ont prouvé la loi des semblables, posée par Hahnemann, et l'efficacité des petites doses (1).

L'homœopathie a donc recours à tous les moyens connus de la médecine chaque fois qu'il en est besoin, aux dérivatifs les plus puissants, et même à la saignée, s'il y a danger pressant et oppression de la force vitale au point qu'elle ne puisse réagir. Et notre Ecole a apporté à l'art médical la connaissance positive de l'action physiologique du médicament. Elle a ainsi préparé tous les progrès.

D'ailleurs il est facile de constater son influence dans les ordonnances qui, de plus en plus, répudient la polypharmacie. Et de grandes autorités médicales commencent à comprendre que, dans l'action foudroyante de l'*acide prussique* et de la *strychnine* ou dans le traitement de la fièvre pernicieuse par le *sulfate de quinine*, ces substances peuvent bien n'avoir abandonné à l'organisme que la force virtuelle sans rien laisser de leur substance (Gubler).

____

(1) *Art médical*, numéro d'octobre 1878, page 256.

Je me résume.

Le médicament est un agent dont on peut tirer une puissance médicatrice par la division de la matière, division qui, en multipliant les surfaces des molécules, en augmente et en dégage l'effet médicamenteux.

Administration du médicament suivant la loi des semblables.

Connaissance parfaite de la maladie et de la matière médicale basée, comme loi thérapeutique, sur la physiologie humaine.

Choix, non de la dose, mais de l'atténuation qui convient le mieux à l'acuité ou à la chronicité de la maladie et à la nature du malade.

A. PARENT, imprimeur de la Faculté de Médecine, rue Mr-le-Prince, 31.

Eléments de pathologie et de thérapeutique générales, par le Dr JOUSSET, médecin de l'hôpital Saint-Jacques. 1 vol. in-8 de 243 pages. 4 fr.

JOUSSET (P.). Éléments de médecine pratique, contenant le traitement homœopathique de chaque maladie. 2 forts vol. in-8°. 2° édit. 1877 15 fr.

JOUSSET (P.). Conférences publiques sur l'homœopathie. La réforme de Hahnemann prise pour base d'une thérapeutique positive. In-8, 1867. 1 fr. 50

JOUSSET (P.).Clinique de l'hôpital Saint-Jacques. 1 vol. in-8. 7 50

JAHR. Nouveau manuel de médecine homœopathique, divisé en deux parties : 1° Manuel de matière médicale ou résumé des principaux effets des médicaments homœopathiques avec indication des observations cliniques; 2° Répertoire thérapeutique et symptomatologique ou Table alphabétique des principaux symptômes des médicaments homœopathiques avec des avis cliniques, par le Dr H.-G. JAHR. *Huitième édition,* revue et augmentée. Paris, 1872,4 vol. in-18 jésus. 18 fr.

BOURGEOIS (X.). Les passions dans leurs rapports avec la santé et les maladies. 3ᵉ édition, 1871, in-8. 2 fr.

Nouveau Dictionnaire de médecine et de chirurgie pratiques, illustré de figures intercalées dans le texte, rédigé par Benj. Anger, Em. Bailly, Bernutz, Bert, Bœckel, Buignet, Cusco, Demarquay, Denucé, Desnos, Desormeaux, A. Després, Devilliers, Mathias Duval, Fernet, Alf. Fournier, Gallard, H. Gintrac, Gosselin, Alph. Guérin, A. Hardy, Heurtaux, Hirtz, Jaccoud, Jeannel, Th. Laënnec, Lannelongue, Le Dentu, P. Lorain, Lunier, Luton, Ollivier, Oré-Panas, Maurice Raynaud, Richet, Ph. Ricord, Rigal, Jules Rochard (de Brest), Z. Roussin, Ch. Sarazin, Germain Sée, Jules Simon, Siredey, Stoltz, A. Tardieu, S. Tarnier, Valette (de Lyon), Verjon, Auguste Voisin. Directeur de la rédaction : le D JACCOUD.
Il se composera de 30 volumes grand in-8° cavalier de 800 pages. Prix de chaque volume avec figures intercalées dans le texte. 10 fr

IMBERT-GOURBEYRE, professeur à l'Ecole de médecine de Clermont-Ferrand. De la mort de Socrate par la ciguë, ou recherches botaniques, philologiques, historiques, physiologiques et thérapeutiques sur cette plante. 1875, in-8 de 157 pages. 3 fr.

IMBERT-GOURBEYRE. Lectures publiques sur l'homœopathie faites au palais des Facultés de Clermont-Ferrand. 1865. In-8. 3 fr.

GALLAVARDIN (de Lyon). Causeries cliniques homœopathiques In-8 5 fr.

TESSIER (J.-P.). Cours de médecine générale. Grand in-8. 3 fr.

DAVASSE. La syphilis, ses formes et son unité. Paris, 1864, in-8 de 560 pages. 8 fr.

DAVASSE. Aphonse Milcent et l'Ecole de J.-P. Tessier. Paris, 1874, in-8 de 180 pages.

FRÉDAULT. Histoire de la médecine. Etude sur nos traditions. Paris, 1870-73, 2 vol. grand in-8. 10 fr.

FREDAULT. Des hémorrhoïdes. 5 fr.

HUGHES. Action des médicaments homéopathiques ou Eléments de pharmacodynamique traduit de l'anglais et annoté par le Dr GUERIN-MENEVILLE 1 vol. in-18 de XII-648 pages. 6

CHAPIEL, docteur en médecine de la Faculté de Paris. **Des rapports de l'homœopathie** avec la doctrine des signatures. Lettre à M le Dr Frédault. Paris, 1866, in-12 de 184 pages. 2 fr. 50.

ris. — Typ. A. PARENT, rue Monsieur-le-Prince, 29-31.